Docteur J. ROUCH

—※—

L'Epreuve de Rinne

et sa technique

Avec quels Diapasons doit-on la pratiquer ?

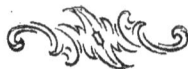

TOULOUSE

CH. DIRION, LIBRAIRE-EDITEUR,

22, rue de Metz et rue des Marchands, 33

—

1914

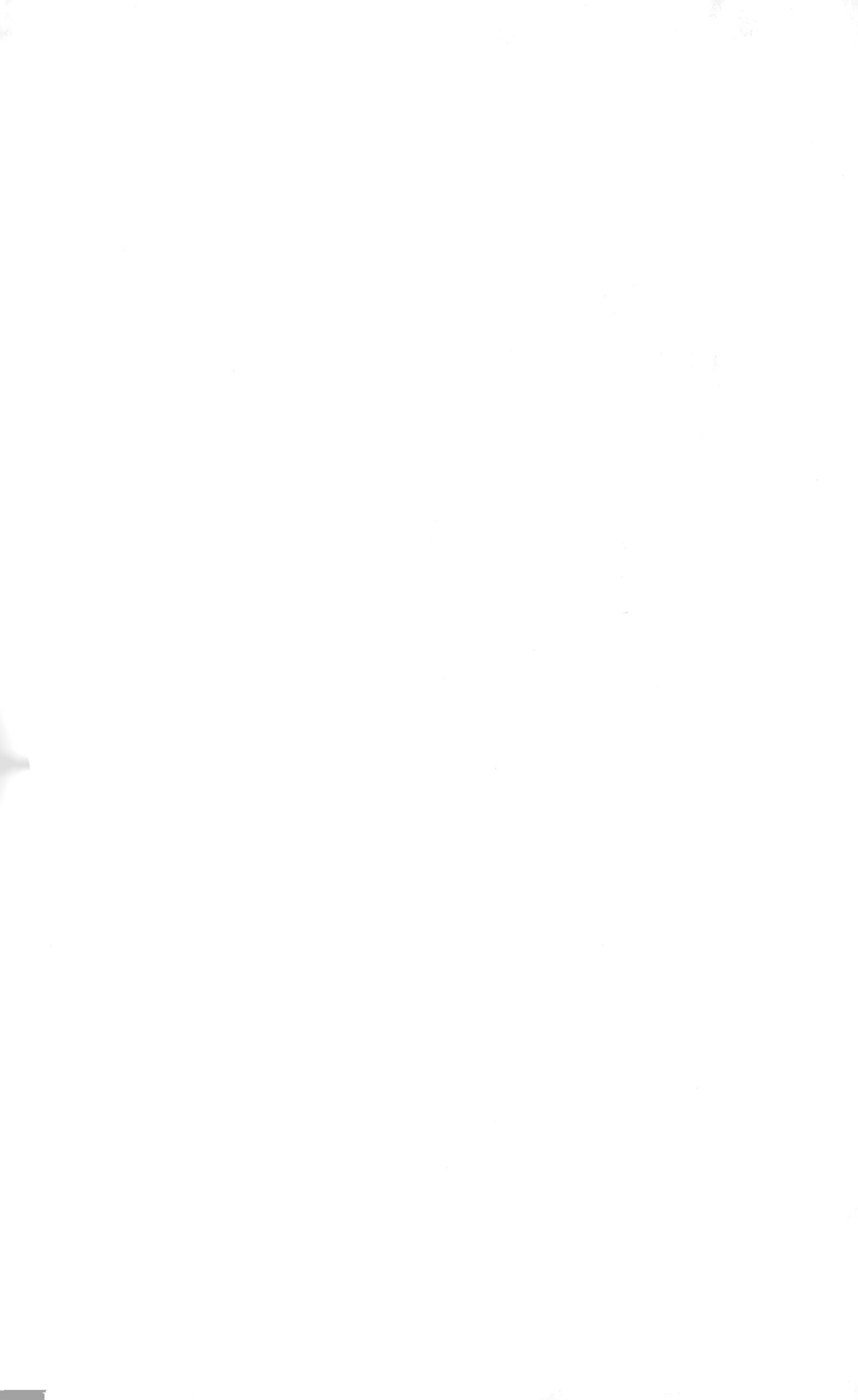

L'Epreuve de Rinne et sa technique

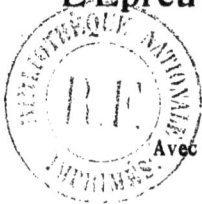

Avec quels Diapasons doit-on la pratiquer ?

Docteur J. ROUCH

·✳·

L'Epreuve de Rinne

et sa technique

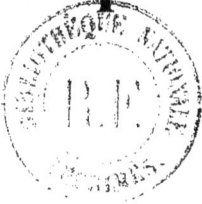

Avec quels Diapasons doit-on la pratiquer ?

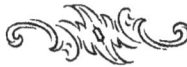

TOULOUSE

CH. DIRION, LIBRAIRE-EDITEUR,

22, rue de Metz et rue des Marchands, 33

—

1914

A LA MÉMOIRE DE MON FRÈRE

A MON PRÉSIDENT DE THÈSE

Monsieur le Professeur A. RÉMOND

PROFESSEUR DE CLINIQUE MÉDICALE

CHEVALIER DE LA LÉGION D'HONNEUR

Qui a bien voulu nous faire l'honneur
d'accepter la présidence de cette thèse.

A MES MAITRES DE LA FACULTÉ
ET DES HOPITAUX

A Monsieur le Docteur GÈZES

Pour la large part qui lui
revient dans ce travail.

————

A MON EXCELLENT AMI

Monsieur le Docteur DALAYRAC

————

L'Epreuve de Rinne et sa technique

Avec quels diapasons doit-on la pratiquer ?

L'examen de la capacité auditive d'un malade comprend essentiellement différentes épreuves qui sont classées sous les deux titres suivants :

1° *Examen objectif.*

2° *Examen fonctionnel.*

L'importance de ces deux séries d'examens est totalement différente. L'examen objectif, en effet, ne permet de se rendre compte que des lésions externes, pour ainsi dire superficielles, localisées dans les régions accessibles aux rayons visuels. Il est absolument impuissant à nous donner une connaissance quelconque des lésions qui peuvent intéresser les centres périphériques de l'audition, c'est-à-dire tous les organes contenus dans ce qu'on est convenu d'appeler l'oreille interne.

On ne peut avoir quelque documentation sur les troubles pathologiques de la partie noble de l'oreille que grâce aux diverses épreuves qui constituent l'examen fonctionnel.

L'importance de cet examen fonctionnel s'est énormément accrue dans ces temps derniers. Nous n'en voulons pour preuve que le développement considérable des méthodes de recherche complètement objectives quoique fonctionnelles en même temps : recherches hystagmiques, recherches électro-diagnostiques, tant au point de vue audition qu'au point de vue équilibration.

De cette importance accordée à l'examen fonctionnel il découle nécessairement que les conditions matérielles nécessaires à la mise en œuvre de ces différentes épreuves doivent être le plus précises possible.

Parmi les épreuves constituant l'examen fonctionnel, un assez fort grand nombre d'entre elles se font à l'aide du diapason. Ce sont, par exemple, les épreuves de Schwabach, de Weber, de Rinne, de Bing, de Bonnier, de Gellé, etc., etc. Le principe commun à toutes ces différentes épreuves consiste dans la constatation d'une diminution quantitative, soit relative, soit absolue de la perception sonore qui naît à la suite de l'excitation des centres auditifs par les vibrations du diapason. Certaines épreuves utilisent exclusivement, comme moyen de transmission sonores entre le diapason et les centres périphériques acoustiques, la voie aérienne ; d'autres, au contraire, utilisent exclusivement la transmission par voie osseuse : les plus connues de ces dernières sont les épreuves de Schwabach

et de Weber. Une seule méthode utilise concurremment les deux voies et cherche à tirer des inégalités constatées des conclusions touchant la localisation anatomique des lésions auriculaires : c'est l'épreuve de Rinne.

L'épreuve de Rinne est une des épreuves fondamentales de tout examen fonctionnel de l'oreille. Elle sert à déterminer le département anatomique intéressé par la lésion pathologique. On sait que, d'une manière générale, la perception des sons à travers les milieux osseux, en l'espèce par l'apophyse mastoïde est inférieure chez l'homme sain à la perception par voie aérienne. Il peut en être de même chez un individu porteur d'une lésion auriculaire : mais très souvent il n'en est pas ainsi.

Rinne Freindrich Henrich, otologiste allemand contemporain, fut frappé par ce phénomène et l'utilisa pour le diagnostic du siège de certaines lésions de l'oreille. Ce que l'on appelle, en souvenir de son auteur, l'épreuve de Rinne, est une manœuvre que tout otologiste doit connaître et qui peut être considérée comme fondamentale pour ce spécialiste.

Les règles de cette épreuve devraient être absolument immuables; et nous verrons que cependant on est exposé à comparer des résultats obtenus avec des mesures qui ne sont pas de même ordre.

Escat de Toulouse, décrit ainsi l'épreuve de Rinne : « Un diapason vibrant, de tonalité grave, et de préférence le diapason Ut (64 vibrations doubles à la seconde : diapason choisi dans le septième Congrès international d'otologie, Bordeaux 1904) est appliqué par son pied sur l'apophyse

mastoïde d'un sujet normal. Dès que le sujet signale l'extinction absolue de son (*perception primaire*) l'observateur approche immédiatement du méat auditif, les branches encore vibrantes de l'instrument et le son reparaît aussitôt pour être encore perçu pendant quelques instants (perception secondaire) (1)

L'épreuve de Rinne est donc la constatation d'une inégalité entre la valeur de la conduction sonore d'une part, par voie osseuse, d'autre part, par voie aérienne. Comme toute comparaison nous pourrons avoir soit une égalité, soit une inégalité, et celle-ci pourra se produire en faveur soit de la perception primaire (voie osseuse) soit de la perception secondaire (voie aérienne).

Des observations cliniques nombreuses, des recherches de laboratoire, dues à la presque totalité des maîtres de l'otologie et surtout des travaux personnels de Rinne lui même, il découle que le résultat de l'épreuve de Rinne peut se traduire de trois manières différentes :

1° *Rinne positif* : supériorité de la conduction aérienne sur la conduction osseuse.

2° *Rinne à égalité* : égalité de la conduction osseuse et de la conduction aérienne.

3° *Rinne négatif* : supériorité de la conduction osseuse sur la conduction aérienne.

---

(1) Escat. — *Technique oto-rhino-laryngologique.* — Edition 1911.

Au point de vue clinique, et d'une manière générale, il est admis que l'épreuve de Rinne donnera un résultat positif lorsque le sujet examiné sera soit un sujet normal, soit un malade atteint d'une affection labyrinthique ; le Rinne sera au contraire négatif dans les cas de lésion des parties qui constituent l'oreille moyenne (membrane du tympan, chaîne des osselets, etc...) ; le Rinne à égalité indique soit l'établissement d'une des lésions précitées, soit une combinaison de lésions intéressant à la fois l'oreille interne et l'oreille moyenne ; de telle sorte que la tendance à la négativité du Rinne par les lésions moyennes soit exactement compensée par la tendance à sa positivité sous l'influence des lésions de l'oreille interne.

Devant les résultats véritablement considérables que peut donner dans l'examen fonctionnel de l'oreille, la pratique de l'épreuve de Rinne, nous avons pensé qu'il pouvait être intéressant de contribuer, pour notre faible part, à préciser les conditions dans lesquelles doit être pratiquée cette épreuve, pour qu'on soit en droit de lui accorder toute la créance qu'elle mérite.

CHAPITRE PREMIER

L'Epreuve de Rinne en général. — Le vrai et le faux Rinne. — Importance clinique

Nous avons vu que l'épreuve de Rinne était destinée à localiser la lésion où le maximum de la la lésion, et à savoir si c'est l'appareil de transmission (air du conduit auditif, membrane du tympan, osselets, caïsse et fenêtres) ou celui de perception (liquide périlymphatique, liquide endolymphatique, labyrinthe) qui est malade. Le Rinne est positif chez l'homme sain, il est souvent négatif lorsque l'oreille est malade, mais il peut être à égalité, par exemple, lorsqu'une affection débutant dans l'oreille moyenne se propage au labyrinthe ou encore, lorsque le positif normal change en négatif pathologique.

Faux Rinne positif.

1º Il existe dans les maladies des organes de transmission qui sont tout à fait débutantes et qui n'ont même

pas suffisamment modifié le Rinne normal pour en faire
un Rinne à égalité et *a fortiori* un Rinne négatif.

2º Le faux Rinne positif peut exister aussi, et ceci est
très important, lorsque la caisse, c'est-à-dire l'oreille
moyenne, est pleine de liquide. Dans ce cas-là, il y a évidemment un état pathologique quelquefois très profond
des organes de transmission et cependant on peut voir un
Rinne positif. Cela est dû à ce fait que le liquide dans la
caisse supprime physiquement cette dernière pour l'acuité
de perception.

Tout semble, en effet, se passer dans ce cas, comme si
le liquide exsudé dans la caisse, et étant en contact immé-
diat avec, d'une part, la fenêtre ronde et, par elle, le liquide endolymphatique, et, d'autre part, le tympan lui-
même jouait le rôle même de ce liquide endolymphatique.

Dans ces conditions, la conduction des sons se fait
d'une manière quasi-normale, puisque à l'état normal, les
sons semblent être perçus à travers la fenêtre ronde. Ce
sont là, du moins, les tendances actuelles des théories de
la conduction sonore le plus en faveur.

3º. — Il peut exister aussi un Rinne positif faux, c'est-
à-dire trompeur, lorsqu'un bouchon de cérumen touche
le tympan et n'obstrue pas complètement la lumière du
conduit auditif. En touchant le tympan, le bouchon
l'enfonce vers la caisse, ce qui a pour conséquence la
dépression de la fénêtre ovale par l'étrier. Le liquide
périlymphatique est sous une pression plus forte ; de même

le liquide endolymphatique, et il en résulte une diminution
de la sensibilité des organes percepteurs. Il est à remarquer
que dans ce cas là, bien qu'il y ait lésion des organes de
transmission, la conductibilité aérienne du son subsiste en
partie puisque le bouchon de cérumen n'obstrue pas
complètement la lumière du conduit auditif. De plus, les
organes de perception, bien que n'étant pas malades,
subissent un amoindrissement de sensibilité par compres-
sion secondaire. On comprend dès lors que les vibrations
osseuses puissent dans certains cas cesser plus tôt que les
vibrations aériennes, bien qu'il puisse y avoir intégrité
anatomique des organes de perception et altération
pathologique des organes de transmission.

Faux Rinne négatif

I⁰. — Il existe en particulier et surtout dans la cophose
labyrinthique unilatérale totale. Dans ce cas là, la labyrinthe de l'oreille malade ne perçoit rien. Et cependant, si
après avoir présenté vainement le diapason au tragus, on
applique son pied sur la mastoïde, l'individu perçoit un
son. C'est bien là semble-t-il, un Rinne négatif, mais il
est faux; ou plutôt il n'y a pas de Rinne du tout, car dans
ce cas là, c'est avec l'autre oreille, si elle est saine, que le
malade perçoit le son. Les vibrations du pied du diapason
se sont transmises à l'autre labyrinthe à travers la conti-
nuité osseuse du crâne.

Sans qu'il y ait cophose totale on peut avoir quand

même le même faux Rinne négatif avec un mécanisme identique dans les cas de scotome auriculaire correspondant à la hauteur du son du diapason choisi.

2°. — Il existe aussi un faux Rinne négatif dans les maladies labyrinthiques très accentuées à condition de faire vibrer très fort le diapason. Dans ce cas là, ce sont les nerfs de la sensibilité générale qui se chargent de conduire les vibrations sonores. Ce phénomène est très analogue à celui que l'on observe lorsque l'on place un diapason vibrant sur la rotule ou sur le coude d'un individu et que celui-ci perçoit les vibrations, non seulement en tant que mouvement mais encore en tant que son. Ce phénomène a reçu de Bonnier la dénomination de paracousie loin-taine.

Il ne nous reste plus qu'à donner une explication rapide de ce que l'on appelle le Rinne paradoxal. C'est un Rinne qui donne des résultats en contradiction avec ceux obtenus par les autres épreuves, en particulier l'épreuve de Weber. Celle-ci consiste comme l'on sait en l'application du pied d'un diapason vibrant entre le sommet des deux bosses frontales ou encore sur le vertex ; elle est destinée à connaî-tre la latéralité de la meilleure perception osseuse.

Pour donner une idée de ce qu'est un Rinne paradoxal nous supposerons, par exemple, que le malade est porteur d'une lésion de l'oreille moyenne droite et que celle-ci en particulier a déterminé un épanchement de liquide dans la caisse de cette oreille.

L'épreuve de Weber formule ses résultats en disant que

la latéralisation d'un son produit par le diapason vertex, correspond à l'oreille dont l'audition est la meilleure si on a affaire à un sujet normal ou à un labyrinthique, et, à l'oreille dont l'audition est défectueuse si on a affaire à une lésion de l'appareil de transmission. C'est dire qu'en règle générale, le Weber se latéralise du côté du Rinne négatif pour les lésions de l'oreille moyenne et du côté du Rinne le plus positif pour les lésions de l'oreille interne.

Dans l'hypothèse que nous supposons l'épreuve de Weber nous indiquera donc qu'il existe, dans ce cas-là, une lésion des organes de transmission de l'oreille droite, et nous avons vu déjà que lorsqu'il y a du liquide dans la caisse on obtient un Rinne positif (qui est faux). Ce Rinne positif nous indiquerait qu'il n'y a pas de lésion des organes de transmission de l'oreille droite. Donc, ce Rinne positif est paradoxal. Mais, comme d'autre part, il est faux, il suffit de comprendre sa fausseté pour faire tomber le paradoxe.

En somme, on voit que le Rinne paradoxal est un Rinne qui est démontré faux par les autres épreuves et quelque fois par l'examen anatomique de l'oreille.

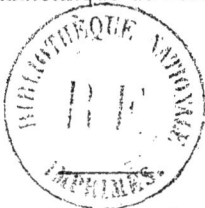

CHAPITRE II

Pratique de l'épreuve de Rinne

Pour que les résultats obtenus par les modifications de
de la perception du son d'un diapason à travers le système
auriculaire soient intercomparables, il faut absolument que
les qualités du son émis par ce diapason au méat auditif
d'une part, et sur la mastoïde d'autre part, soient tout à
fait identiques. Il faut que ces sons aient un même timbre,
une même intensité et une même hauteur. La question de
timbre ne se pose pas, puisque l'on se sert dans les deux
cas du même diapason et que le timbre est fonction de la
nature du métal employé et des diverses caractéristiques
physico-mécaniques de l'instrument.

L'intensité, elle, exige beaucoup plus de précautions. On
se sert pour cette recherche d'un diapason modèle Gradenigo chargé. Pour l'exciter, on le heurte faiblement sur un
corps mou et rénitent (les muscles de la cuisse, par exemple
quadriceps crural). Ce choc doit être donné à l'origine in-
curvée d'une des branches du diapason. Mais on ne présente pas l'instrument tout de suite devant le méat audi-

tif du malade. Il ne faut faire ce geste que lorsque les
vibrations du diapason sont pour ce malade très voisines
de la limite inférieure de sa perception, de son seuil auditif. Des vibrations trop fortes, en effet, auraient le tort de
produire un phénomène d'accoutumance des cellules sen-
sorielles, à moins qu'elles ne produisent la fatigue de ces
cellules, c'est-à-dire un phénomène analogue pour l'oreille
à la persistance de la tache lumineuse pour l'œil.

On se rendra compte chez un individu de la limite de
perception du son, et par conséquent du moment où il
faut présenter le diapason au méat auditif d'une manière
très simple. Les curseurs qui chargent le diapason portent
sur une des deux de leurs grandes surfaces des figurines
triangulaires de couleur noire et graduées. Lorsque la vibration est très intense, ces figurines forment par leurs
position successives un parallélogramme dont la teinte
grise est plus foncée du côté de la naissance des branches ;
à mesure que les vibrations diminuent d'amplitude, la
teinte foncée croît vers la partie distale.

Ne considérons que la figurine qui représente un triangle (voir figure ci-contre), sur le côté interne duquel sont
tracés quatre traits horizontaux, et, dont l'examen est de
beaucoup plus facile que pour la pyramide à échelons qui
est figurée sur le curseur de l'autre branche.

A l'origine de la vibration, sitôt le diapason excité, les
branches, et partant les curseurs, vont être animés d'un
mouvement oscillatoire de part et d'autre de la position
d'équilibre. L'amplitude de ces oscillations, de ces vibra-

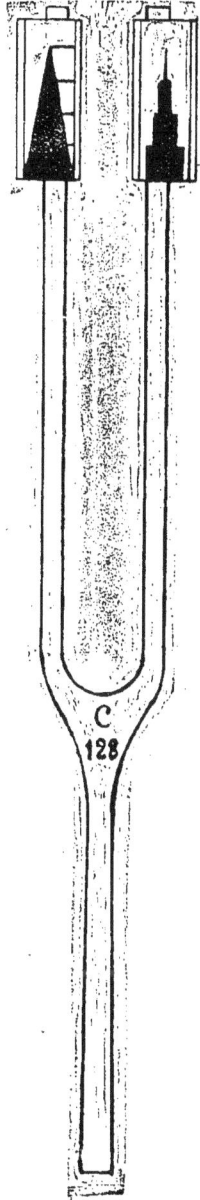

tions, va nous être répérée facilement par l'examen de ces figurines.

Par suite, en effet, de la persistance des impressions lumineuses, le triangle noir ne sera nettement visible que dans sa base, et sur la partie du champ visuel constamment recouverte par lui; puis, petit à petit, l'amplitude diminuant la zone nettement perceptible du triangle augmentera, et nous verrons le sommet de l'ombre noire venir affleurer d'abord la ligne horizontale inférieure, puis la suivante, et ainsi de suite jusqu'au trait horizontal supérieur.

Or, l'intensité d'un son de lame vibrante étant toujours en raison directe de l'amplitude de ses vibrations, nous pourrons toujours retrouver grâce au dispositif imaginé par Gradenigo, une intensité constamment la même au départ, et que nous pourrons graduer de manière à n'interroger l'audition du malade que lorsque l'affleurement du sommet du triangle se produira à la hauteur qui correspond à l'intensité nécessaire pour éveiller chez lui une sensation sonore.

Ce serait donc très simple, et l'intensité serait la même dans les deux stades de l'épreuve si on présentait la même extrémité du diapason au méat auriculaire et à la mastoïde, mais il n'en est pas ainsi.

On applique le pied du diapason sur la mastoïde et l'on présente les branches au méat auriculaire. Or, il est admis que le son émis par le pied est moléculaire et que celui émis par les branches est molaire, ce qui change complètement son intensité.

Pour remédier à cet inconvénient signalé par Bonnier, on a imaginé bien des dispositifs qui sont tous défectueux. Bonnier, lui-même, avait proposé de mettre le pied du diapason sur le tube otocospe que l'on utilise pour pratiquer l'auscultation de l'oreille moyenne qui, comme on le sait, relie l'oreille du patient à celle du médecin. Il est facile de comprendre pourquoi ce procédé est défectueux. On n'a plus affaire, en effet, dans ce cas-là, à la seule voie aérienne, car le tube de caoutchouc constitue un corps conducteur du son vers la paroi du conduit auditif et les masses ostéo-chrondro-cutanées péri-auriculaires.

Bezold avait proposé de transmettre le son au méat et à la mastoïde au moyen d'une tige vibrante; mais ce son était beaucoup trop faible pour l'examen de la perception aérienne.

Escat a proposé de raccorder au pied du diapason un tube de caoutchouc dans lequel on introduit à l'autre extrémité un pavillon analogue à un spéculum auris; mais dans ce cas-là encore, le son émis est différent, car lorsqu'il est présenté au devant du tragus le pavillon est à l'air libre et amplifie le son en une certaine manière, et lorsqu'on le place sur la mastoïde, il forme vase clos, et les molécules aériennes enfermées dans une cavité close vibrent différemment sous l'influence de l'excitation sonore produite par les vibrations du pied du diapason.

Nous avons réfléchi à cette question et nous nous demandons si le meilleur dispositif ne serait pas constitué par un diapason ordinaire sur lequel on aurait adapté deux branches symétriques perpendiculaires à son plan et insérées en son centre. Ces branches ne modifieraient en rien les qualités

de son et permettrait de se servir dans les deux stades de l'épreuve du son émis par le pied du diapason qui, ici, ne serait pas tenu dans les doigts, ce qui influe énormément sur son mode de vibration.

En tout cas, il est de tout avantage de trouver un dispo sitif permettant d'utiliser un son d'une intensité définie et identique dans les deux manœuvres de l'épreuve de Rinne. La question de la hauteur de son émis par les branches du diapason devant le méat auriculaire, d'une part, et par le pied de ce même diapason sur la mastoïde, d'autre part, présente encore plus de difficulté. Il faudrait évidemment qu'elle fût la même.

On n'oserait certainement appeler épreuve de Rinne, la recherche successive de la perception aérienne avec un diapason donnant 256 vibrations doubles (do^1, ut^3) et de la perception crânienne avec un diapason donnant 512 vibrations doubles (do^2, ut^4). Et c'est cependant, comme nous le verrons, ce que l'on peut quelquefois risquer de faire.

Est-on en droit, dans un tel cas, de comparer la valeur de la conduction sonore, aérienne et osseuse, alors que, dans ce cas, il s'agit de deux sons dont l'un est exactement à l'octave de l'autre ? Cela ne paraît pas. Ce qui est donc intéressant de savoir, étant donné qu'on a l'habitude, pour faire l'épreuve de Rinne, de présenter les branches du dia- pason au méat auriculaire et d'appuyer sur la mastoïde le pied du diapason, c'est si le son émis par le pied du diapa- son est le même que celui émis par les branches.

Cette épreuve étant pratiquée avec des diapasons de to- nalité grave, nous avons étudié avec le Docteur Gèzes chez

un certain nombre de sujets, tous profondément musiciens, très habitués à reconnaître des intervalles musicaux, quels sont les sons émis par les diapasons suivants de la série de Gradenigo :

NOMBRE de vibrations doubles à la seconde	NOM DU DIAPASON		
	Nomenclature allemande	Nomenclature française	Nomenclature italienne
24 v. d.	doppel contra G	sol — ^{2}	sol — ^{2}
48 v. d.	Contra G	sol — ^{1}	sol — ^{1}
64 v. d.	Gross C	ut^1	do
96 v. d.	Gross G	sol^1	sol
128 v. d.	Klein C	ut^2	do

L'idée de cette recherche nous est venue à la lecture d'un traité d'oto-rhino-laryngologie, où il est dit, dans la manière de pratiquer l'épreuve de Rinne, qu'il faut, pour cette épreuve, utiliser un diapason de tonalité grave, tel que le *ut*^{1} qui fut proposé au septième Congrès international d'Otologie (Bordeaux 1904). A la première épreuve que le Docteur Gèzes tenta sur lui, il lui parût qu'il existait une différence de hauteur entre le son des branches et le son de pied du diapason. Il a tenu, par la suite, à s'assurer de la réalité de cette perception paradoxale, et nous sommes parvenus à constater que les diapasons série de Gradenigo de tonalité grave dont nous donnons plus haut la liste, ne se comportent pas du tout de façon identique.

Nous avons noté dans le tableau ci-joint le nombre de vibrations doubles correspondant à la hauteur du son principal perdu, les recherches ont porté sur les diapasons chargés ou sans les curseurs.

NOMBRE de vibrations doubles inscrit sur le diapason	NOMBRE DE VIBRATIONS DOUBLES correspondant au son perçu, le diapason étant			
	Chargé		Libre	
	les branches devant le méat	le pied sur la mastoïde	les b anches devant le méat	le pied sur la mastoïde
24 v. d.	24 v. d.	indiscernable	40 v. d.	40 v. d.
48 v. d.	48 v. d.	96 v. d.	120 v. d.	120 v. d.
64 v. d.	64 v. d.	128 v. d.	160 v. d.	160 v. d.
96 v. d.	96 v. d.	96 v. d.	180 v. d.	180 v. d.
128 v. d.	128 v. d.	128 v. d.	256 v. d.	256 v. d.

Pour montrer d'une manière plus saisissante les diffé-
rences de hauteur de sons émis et qui viennent exciter
nos centres acoustiques, il est de beaucoup préférable de
situer les notes en question sur une portée musicale, telles
qu'elles sont situées dans la figure suivante. Nous ne figu-
rons que les sons émis par le diapason chargé, car le phénomène en question ne se produit pas dans le cas de diapason libre.

Nom du diapason. sol — 2 (sol — 1 (ut1 (sol1 (ut2

Hauteur du diapason. 24 v.d.) 48 v.d (64 v.d. (96 v.d. (128 v.d.

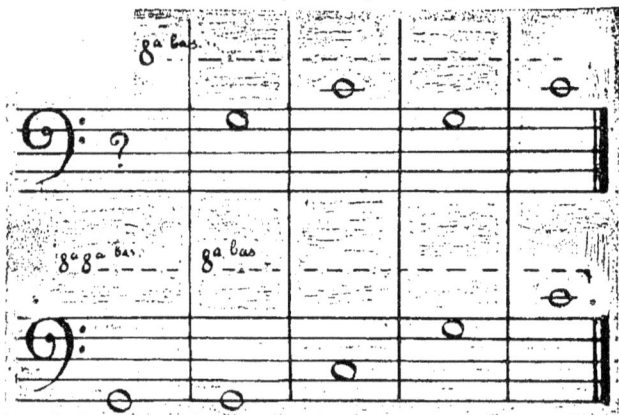

Fig 1. — Les notes représentent le son principal perçu : Portée supérieure : Pied du diapason sur la mastoïde. — Portée inférieure :
Branche du diapason au méat.

Le premier coup d'œil montre clairement la différence
sensible qui existe entre le diapason Sol — 2, Sol — 1, Ut1
d'une part et Sol1, Ut2, d'autre part ; ces deux derniers
donnent toujours un son identique comme hauteur, qu'on
interroge l'oreille par des vibrations des branches ou par
des vibrations du pied, les trois autres diapasons au contraire ne peuvent pas être utilisés puisqu'ils donnent, le Sol1
et le Ut1, un son podal qui est l'octave exacte du son donné
par les branches. Quand au diapason Sol — 2 on n'a pas
reconnu un son musical lors de son application par le
pied contre l'apophyse mastoïde.

Cette différence de hauteur de son perçu est vraiment
chose curieuse. Il faut de plus remarquer que l'excitation
osseuse avec le diapason sol — 1 et ut1 ne donnent pas seulement les notes sol1 et ut2. On perçoit également d'autres
notes, mais ces dernières disparaissent assez rapidement
pour ne laisser subsister que l'octave élevée du son fondamental du diapason.

Que sont donc ces sons ainsi surajoutés ? D'où provien-
nent-ils ? Ce sont ce qu'on appelle des harmoniques, ou
sons se produisant à la faveur d'un son fondamental suffisamment intense. Les harmoniques sont caractérisés en
ceci, que le nombre des vibrations doubles qui les constituent est toujours un multiple entier du nombre de vibrations doubles correspondant au son fondamental principal. D'une manière générale, ont peut dire que tout son
et ses harmoniques supérieurs sont entre eux comme la
suite des nombres entiers 1, 2, 3, 4, 5, 6, 7, etc.

Par exemple, voici les harmoniques normaux des diapasons mis en expérience :

Son fondamental	Premier Harm.	Deuxième Harm.	Troisième Harm.	Quatrième Harm.	Cinquième Harm.
Sol — ²	Sol¹	Ré¹	Sol¹	Si¹	Ré²
24 v. d.	48	72	96	120	144
Sol¹	Sol¹	Ré²	Sol²	Si²	Ré³
48 v. d.	96	144	192	240	288
Ut¹	Ut²	Sol²	Ut³	Mi³	Sol³
64 v. d.	128	192	256	320	384
Sol¹	Sol²	Ré³	Sol³	Si³	Ré⁴
96 v. d.	192	288	384	480	576
Ut²	Ut³	Sol³	Ut⁴	Mi⁴	Sol⁴
128 v. d.	256	384	512	640	768

L'existence de ces octaves supérieures n'est point donc chose qui doive étonner. Nous nous trouvons, en effet, en face du premier harmonique normal du son fondamental. L'existence des autres harmoniques est normale, et, seules, les circonstances dont certaines encore inconnues, font que ces derniers ne sont pas perçus. De même, le changement de hauteur des sons émis, branches chargées ou branches libres, dérive encore des lois qui régissent la production des harmoniques. Il sied toutefois de remarquer que les harmoniques perçus ne semblent pas être des harmoniques normaux et dans leur ordre d'importance. Bien que nous ne puissions et voulions approfondir cette question, nous désirerions cependant rappeler l'hypothèse d'Escat qui considèrerait la boîte cranienne comme un résonateur. Ce n'est évidemment là encore qu'une hypothèse ; mais si

l'on admet que la cavité cranienne constitue un résonateur accordé pour des sons dont le chiffre de vibrations doubles oscille aux environs de 100 à la seconde, nous ne nous étonnerons pas que dans le cas de perceptions osseuses avec les diapasons sol[1] (48 v. d.) et ut[1] (64 v. d.), ce soit juste⁻ ment le premier harmonique, c'est-à dire l'octave sol[1] (96 v. d.) et ut[2] (128 v. d.) qui soient perçus. Quoi qu'il en soit, nous n'en avons pas moins constaté avec le Docteur Gèzes que dans le cas d'épreuve de Rinne pratiquée avec les diapasons sol — [2], sol — [1], ut[1], les centres acoustiques perçoivent au moment de l'excitation par voie osseuse, au moyen du pied du diapason appliqué sur la mastoïde, soit un mouvement ondulatoire impossible à qualifier *son* (cas du diapason sol 2 — [2] 24 v. d.), soit un son qui est exactement à l'octave supérieure du son que donnent les branches de ces mêmes diapasons (cas du diapason sol — [1] 48 v. d. qui donne sol[1] 96 v. d. et du diapason ut[1] 64 v. d. qui donne ut[2] 128 v. d.)

En conclusion, nous croyons que l'*épreuve de Rinne ne doit pas* être recherchée en utilisant ces diapasons-là, et qu'on ne doit utiliser que les diapasons donnant un nombre de vibrations doubles, voisin de 100.

En effet, avec des diapasions à nombre de vibrations doubles inférieur à 100 environ (64 v. d... 48 v. d), on interroge la perceptibilité de deux sons de *hauteur différente*. Il est dès lors impossible de conclure que la conduction aérienne est meilleure ou plus mauvaise que la conduction osseuse et inversement, puisqu'on n'interroge pas l'oreille dans les deux cas avec un *excitant identique*.

Il semble donc logique de n'employer pour cette épreuve que des diapasons donnant un son de hauteur constante, tant au niveau des branches qu'au niveau du pied.

Peut-on obvier à cet inconvénient?

La chose est possible en partie, mais nécessiterait de grandes précisions et de grandes modifications dans la manière de faire des otologistes.

Bonnier et Bezold, faisant la part de ce que l'amplitude des vibrations, et partant de l'intensité du son, ne sont pas les mêmes au niveau des branches et au niveau du pied d'un diapason, ont conseillé d'utiliser uniquement, pour pratiquer l'épreuve de Rinne, les seules vibrations issues du pied du diapason. Bonnier faisait appuyer le pied du diapason sur le parcours du tube otoscopique, Bezold réunissait le pied du diapason au conduit à l'aide d'une tige vibrante. Dans ces deux cas, les diapasons incriminés ne donnent plus des sons de hauteur différente, mais le diapason de 64 v. d. donne dans les deux cas (audition aérienne et audition solidienne) un son dont la hauteur correspond à l'octave supérieure, c'est-à-dire à 128 v. d. La même chose se passe pour le diapason 48 v. d. Il est bien plus simple dans ces conditions d'utiliser des diapasons de 96 v. d. et de 128 v. d. qui donnent et ne donnent que le son dont la hauteur est inscrite sur la fourche de l'instrument.

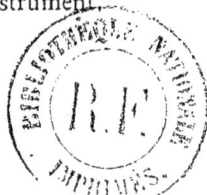

CONCLUSION

Nous serions trop heureux, si les considérations expo-
sées dans cette modeste thèse pouvaient convaincre les
otologistes qu'*il ne faut point pratiquer l'épreuve de Rinne avec
des diapasons donnant moins de 100 v. d. à la seconde,
environ, tels que ut¹ et au-dessous, mais bien avec sol¹ et au-
dessus.*

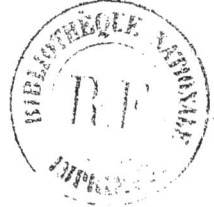